○○의 몸은
소중해요

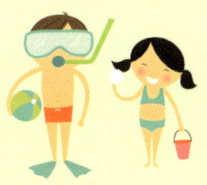

저스틴 홀콤 Justin S. Holcomb

저스틴 홀콤 목사는 현재 고든 콘웰 신학교와 리폼드 신학교에서 신학과 기독교 사상 수업을 가르치는 교수다.
그는 『그게 제 잘못인가요?(Is It My Fault?)』, 『수치심 제거하기(Rid of My Disgrace)』 공동저자이며
REST(성매매로부터의 참 자유)와 GRACE(믿음 안에서 학대에 대응하기) 공동체를 섬기고 있다.

린지 홀콤 Lindsey A. Holcomb

린드시 홀콤은 성폭력 희생자와 가정폭력을 상담하며 REST(성매매로부터의 참 자유)의 공동 창립자다.
성폭력 희생자와 가정폭력의 위기를 중재하며 다양한 훈련 세미나들을 기획하고 있다.
『그게 제 잘못인가요?(Is It My Fault?)』, 『수치심 제거하기(Rid of My Disgrace)』 공동저자다.

GOD MADE ALL OF ME
by Justin and Lindsey Holcomb

Originally published in the USA by New Growth Press
under the title GOD MADE ALL OF ME
Text Copyright ⓒ 2015 by Justin S. Holcomb and Lindsey Holcomb

All rights reserved. Illustration Copyright ⓒ 2015 by Trish Mahoney

Korean Edition published by Word of Life Press, Seoul 2015
Translated and used by permission of New Growth Press
Printed in Korea.

내 몸은 소중해요

ⓒ 생명의말씀사 2015

2015년 11월 30일 1판 1쇄 발행

펴낸이 | 김재권
펴낸곳 | 생명의말씀사

등록 | 1962. 1. 10. No.300-1962-1
주소 | 서울시 종로구 경희궁1길 5-9(03176)
전화 | 02)738-6555(본사) · 02)3159-7979(영업)
팩스 | 02)739-3824(본사) · 080-022-8585(영업)

기획편집 | 유선영, 서지연
디자인 | 김혜진
인쇄 | 영진문원
제본 | 정문바인텍

ISBN 978-89-04-16192-8 (03230)

저작권자의 허락없이 이 책의 일부 또는 전체를
무단 복제, 전재, 발췌하면 저작권법에 의해 처벌을 받습니다.

우리 아이들이 소중한 몸을 지키는 방법

내 몸은 소중해요

글 저스틴 홀콤 & 린지 홀콤　그림 트리시 마호니

소중한 우리 아이들을 위해서

유아기의 아동은 발달 특성상
주변 사물이나 환경에 대한 호기심이 많고 탐구하려는 충동이 강한 시기입니다.
반면에 신체 기능은 미숙하여 신체 균형 유지 능력이나 운동기능이 충분하지 않으며,
판단능력과 자기조절 및 상황에 대한 인식 능력이 부족하여
어느 시기보다 권리침해 피해의 위험이 높은 시기라 할 수 있습니다.

유아기 아동들에게 어떤 내용의 성 지식을 교육해야 하는지,
성적 학대 상황에 어떻게 대처할 수 있도록 도울 수 있는지에 대해서는 학자들에 따라 많은 의견이 있으나
대체적으로 아래와 같은 내용이 포함되어야 합니다.

1. 상황을 인식하도록 한다.
2. 원하지 않은 접촉에 "싫어요 ~"라고 말함으로써 자기를 보호할 수 있도록 한다.
3. 학대 사실을 부모님이나 다른 믿을 만한 어른들에게 알리기 즉, 좋은 접촉과 나쁜 접촉 사이의 차이점을 알게 한다.
4. 성기를 포함한 몸의 각 부분의 이름을 알고 자기 몸이 자신의 것임을 알게 한다.
5. 비밀은 꼭 지켜야만 하는 것은 아니라는 것을 이해하도록 한다.
6. 성인으로부터 어떻게 적절한 도움을 받아야 하는지 알도록 한다.
7. 어른들에게도 거절할 수 있다는 것을 인식시킨다.
8. 성인이 아동에게 잘못을 했을 때는 성인에게 책임이 있고 아동은 아니라는 것을 알게 한다.

유아기는 자신의 존재에 대해 인식하고 자신과 다른 성에 대해 궁금해하는 시기입니다.
그러므로 부모님 역시 감추려고 하거나 단순한 성 지식을 전달하기보다는
우리 아이가 얼마나 소중하고 귀중한 과정을 거쳐 태어나게 되었는지에 대해,
하나님의 창조 섭리에 대해 아이의 눈높이에 맞춰 설명해 주셔야 합니다.

『내 몸은 소중해요』는 유아의 눈높이와 정서를 잘 고려한 구성과 친근한 그림 설명으로 전달력이 좋아
가정이나 교육 현장에서 활용하기 좋은 책이라고 생각합니다.

_ 이영희 (여성가족부 한국양성평등교육진흥원 위촉, 아동성폭력예방 전문 강사)

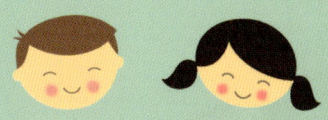

본서가 어린아이들이 겪을 수 있는 성적 학대를
이해하고 예방하며 대응할 수 있도록 돕기를 바랍니다.

추천의 글

어른들은 아이들, 특히 아직 자기의사 표현이 서툰 유아들의 마음을 정확하게 헤아리기 어렵습니다.
내성적이거나 소심한 아이들은 더욱이 불편한 일이 생겨도 잘 드러내지 않는 경우가 있습니다.
이런 아이들에게 자신의 몸을 지키고 보호하기 위한 성교육은 단 번이 아니라 반복해야 합니다.
본서는 시작은 해야겠는데 어디서부터 어떻게 해야 할지 모르는 어른들에게 필요한 책입니다.
_ 남금조 (사랑의교회 유아부 전도사, 『사랑해요, 예수님』 등 저자)

아이들은 자라면서 여러 가지 주변 환경으로부터 많은 영향을 받으며 때론 그 위험한 환경에 노출되기도 합니다.
가슴 아프지만 아동학대가 그중의 하나입니다.
그러나 교육을 통해 도움을 줄 수 있는 부분이 많다는 것을 유치원 현장에서 보고 느끼게 됩니다.
이 책의 특별함은 두 저자가 성경에서 가르치는 대로 어린이를 지키고자 하는 간절한 소망이 담겨져 있다는 것입니다.
무엇보다도 이 책은 하나님이 세밀하게 만들어 주신 내 몸이 왜 소중한지, 소중한 몸을 지키는 방법이 무엇인지 알도록 자연스럽게
아이와 부모가 문답식으로 말씀과 함께 서술하고 있다는 점이 매우 특별합니다.
어린이들이 성적 학대로부터 스스로 자신을 지킬 수 있도록 말씀으로 양육하고자 하는 부모님들,
유아교육기관의 교사들, 이 문제에 관심 있는 많은 분에게 이 책이 인도되기를 소망합니다.
_ 유청옥 (학교법인은실학원 새싹유치원장)

진정한 기쁨은 내가 얼마나 귀한지 아는 자존감에서부터 비롯됩니다.
하나님께서는 "내가 너를 보배롭고 존귀하게 여기고 너를 사랑한다"(이사야 43장 4절)고 말씀하십니다.
기쁨이란, 내가 얼마나 소중한지 알고 즐거워하는 것(좋은나무성품학교 정의)입니다.
내가 얼마나 귀한지, 얼마나 존귀한 사람인지 아는 사람은 기쁨의 성품을 소유하게 됩니다.
하나님의 귀한 자녀임을 알고 내 몸을 귀중하게 여기는 일, 내 몸을 보배롭게 지키는 지혜,
그것이야말로 하나님의 성품을 닮아가는 길입니다.
_ 이영숙 ((사)한국성품협회 대표, 건양대학교 대학원 치유선교학과 교수)

이 책은 오늘날 늘어나는 아동 성학대에 노출되어 있는 자녀를 어떻게 교육해야 하는지를
아주 쉽게 잘 설명해 주는 책입니다.
특별히 이 책의 장점은 일반적인 그림책의 인본주의적 관점과는 달리,
아동이 하나님의 형상대로 지음 받아 매우 독특하며 소중한 존재라는 것을 부각하며,
그래서 자신의 몸을 소중하게 지켜야 한다는 것을 말하고 있다는 점입니다.
또한 아동 성학대에 대처하기 위해 자녀들이 어떻게 해야 하는지를
아주 구체적이면서도 현실적으로 잘 설명하고 있어
크리스천 부모들이 어린 자녀에게 꼭 읽어 주어야 할 책입니다.
_ 정희영 (총신대학교 유아교육과 교수)

우리 아이들은
자신의 몸을 왜 보호해야 하는지,
어떻게 지킬 수 있는지 알아야 합니다.

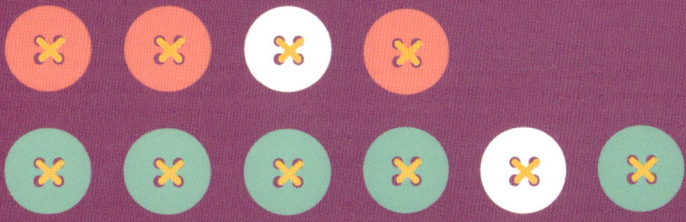

여성 4명 중의 1명이, 그리고 **남자 6명 중의 1명**이
살아가면서 성적 학대를 겪는다고 합니다.

"하나님이
자기가 창조한 것을 보시니
모든 것이 아주 훌륭하였다.

저녁이 지나고 아침이 되자
이것이 여섯째 날이었다."

창세기 1:31

"민지야, 하나님은 이 세상을 만드시고 보시기에 좋다고 하셨어.

그럼 누가 너를 만들었을까?"

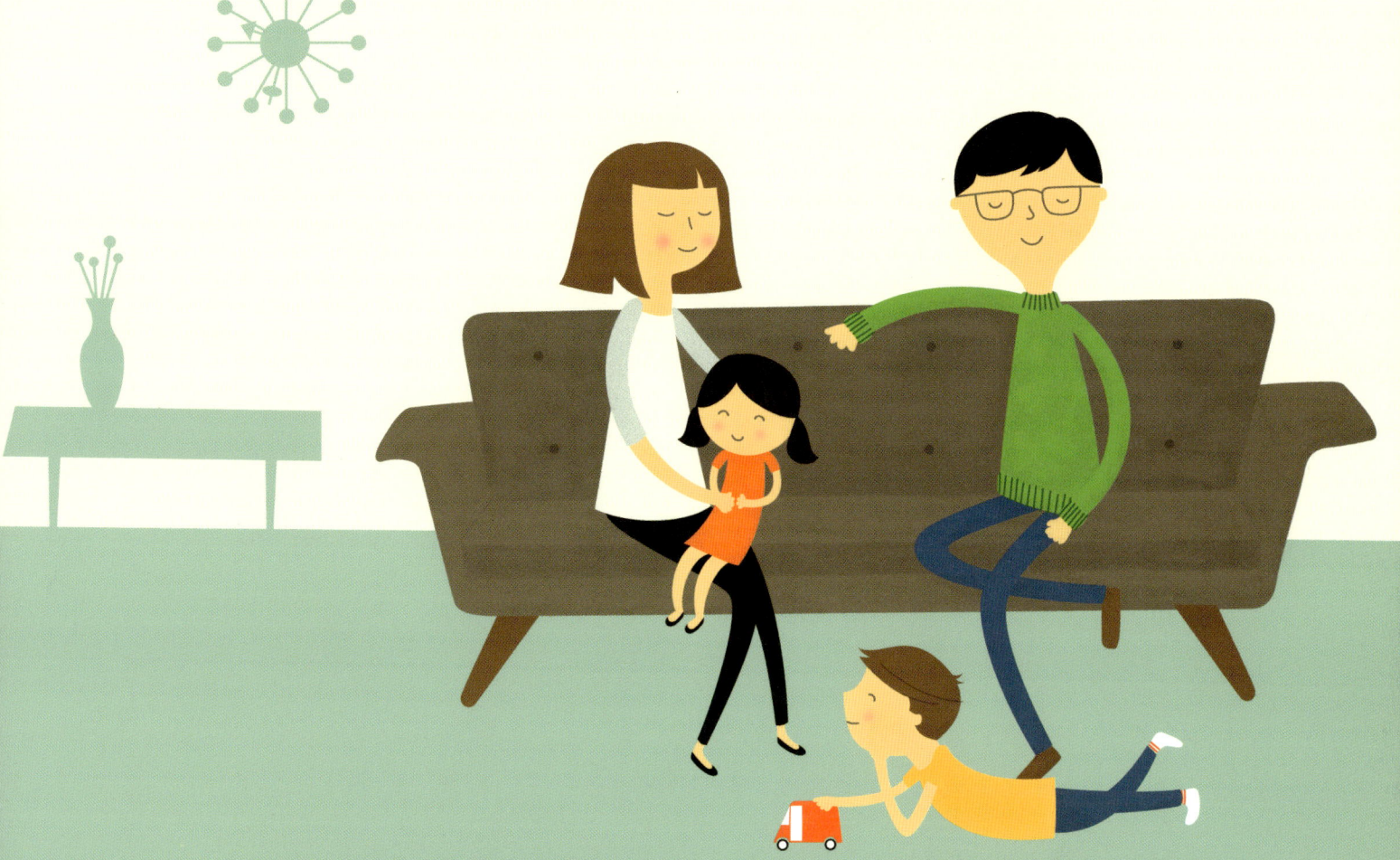

"**하나님이요!**" 민지가 대답했어요.

"맞아, 하나님이 민지도 만드시고 또 엄마도 만드셨지.
그리고 보시기 좋다고 하셨어."
엄마가 말했어요.

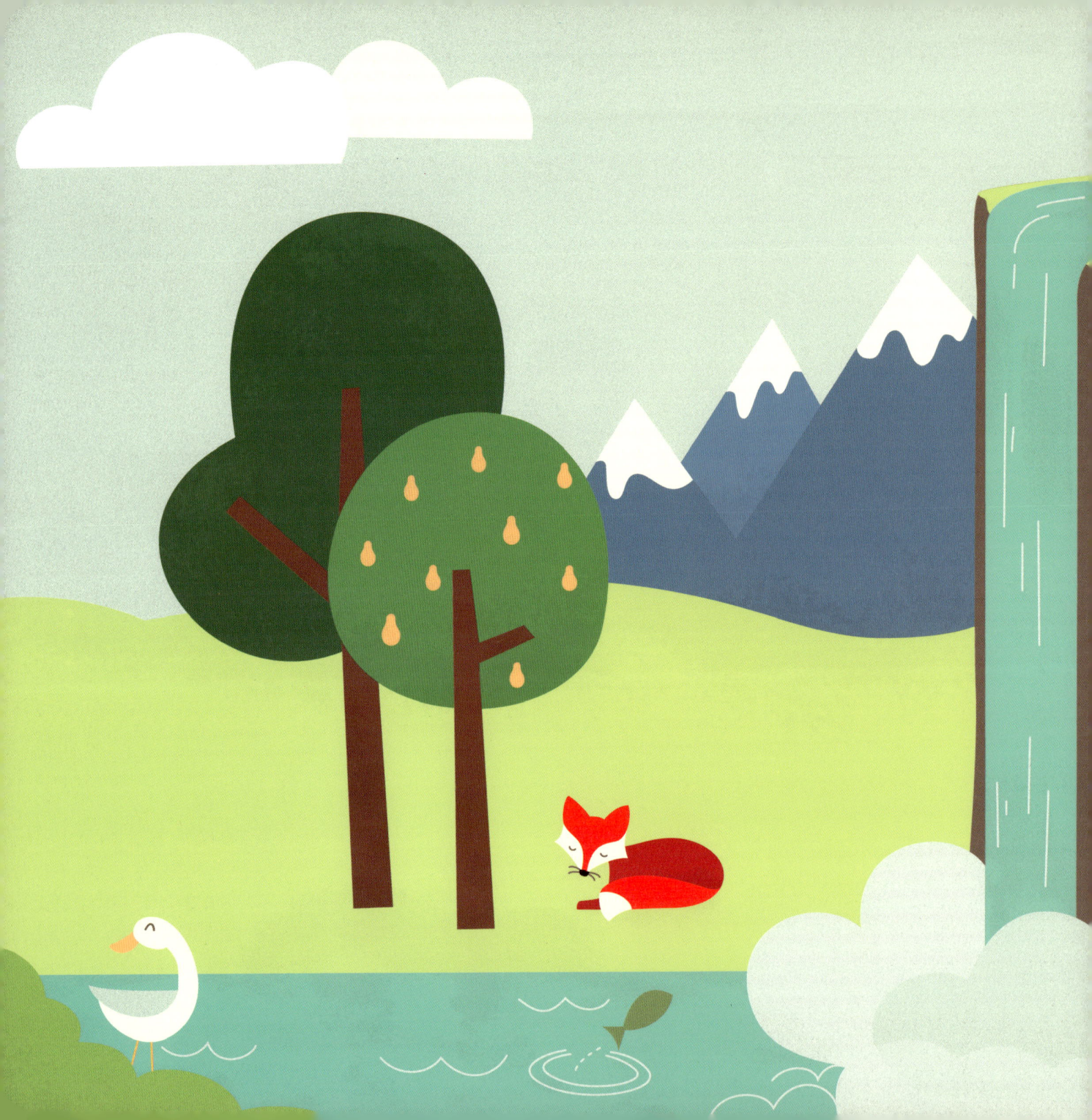

"민수야, 하나님이 무엇을 또 만드셨을까?" 아빠가 물었어요.

"음…

하늘이랑 땅,
강물, 동물들,
그리고
반짝반짝 별, 달도
만드셨어요."

입 MOUTH

모리카락 HAIR

"내가 이처럼
놀랍고 신기하게 만들어졌으니
주를 찬양합니다.
주의 솜씨가 얼마나 훌륭한지
나는 잘 알고 있습니다."

시편 139:14

눈 EYES

"그래, 맞아.
하나님이 세상의 모든 것 그리고 사람을 만드셨지.
하나님이 만드신 우리 몸 구석구석을 한번 볼까?
눈, 코, 귀, 입
그리고 머리카락을 보렴."

"다리, 발 그리고 발가락도요!"
민지가 깡충깡충 뛰며 말했어요.

"그래, 그래. 하나님은 네 머리부터 발끝까지 모두
아주 **소중하고 특별하게**
그리고 **멋지게** 만들어주셨단다."

아빠가 미소 지으며 말했어요.

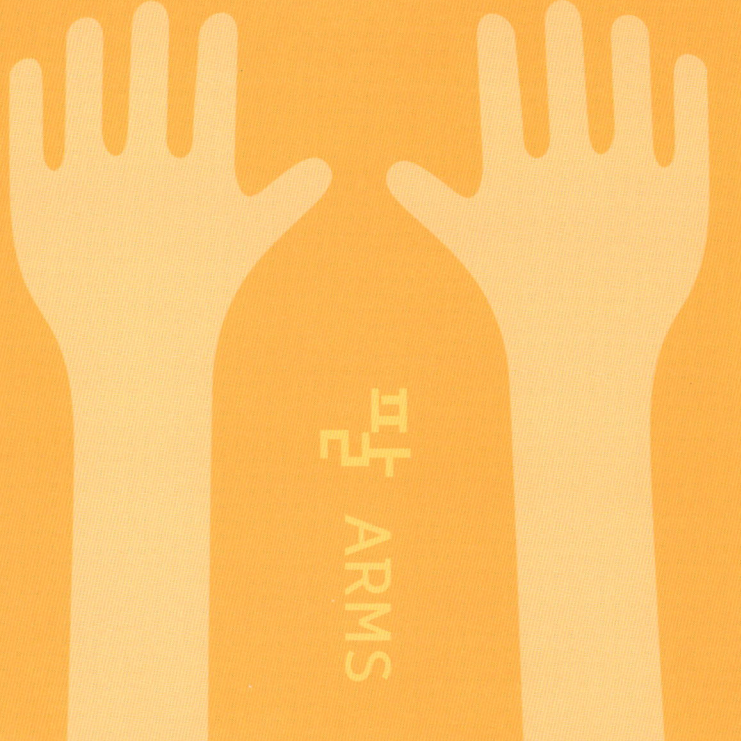

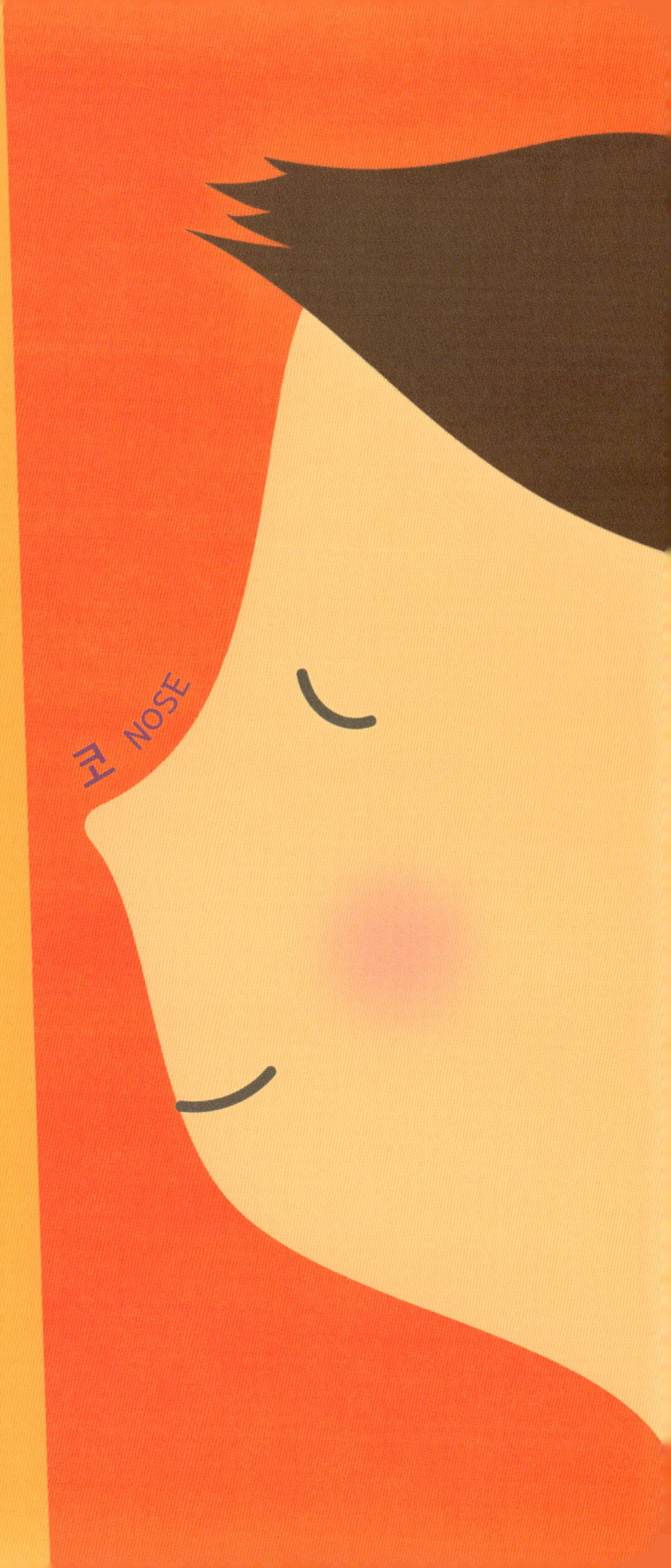

"우리 몸을 지어주신 하나님께 정말 감사해야겠지?
그리고 소중한 우리 몸을 지키기 위해
꼭 기억할 것이 있단다.

우리가 평소에 사람들과 손을 잡거나
서로 안을 수 있지만
항상 그렇지는 않다는 거야."

"하지만, 아빠!
제가 좋아하는 사람이랑
뽀뽀하거나 **안고** 싶으면
그렇게 해도 되지요?"

민지가 물었어요.

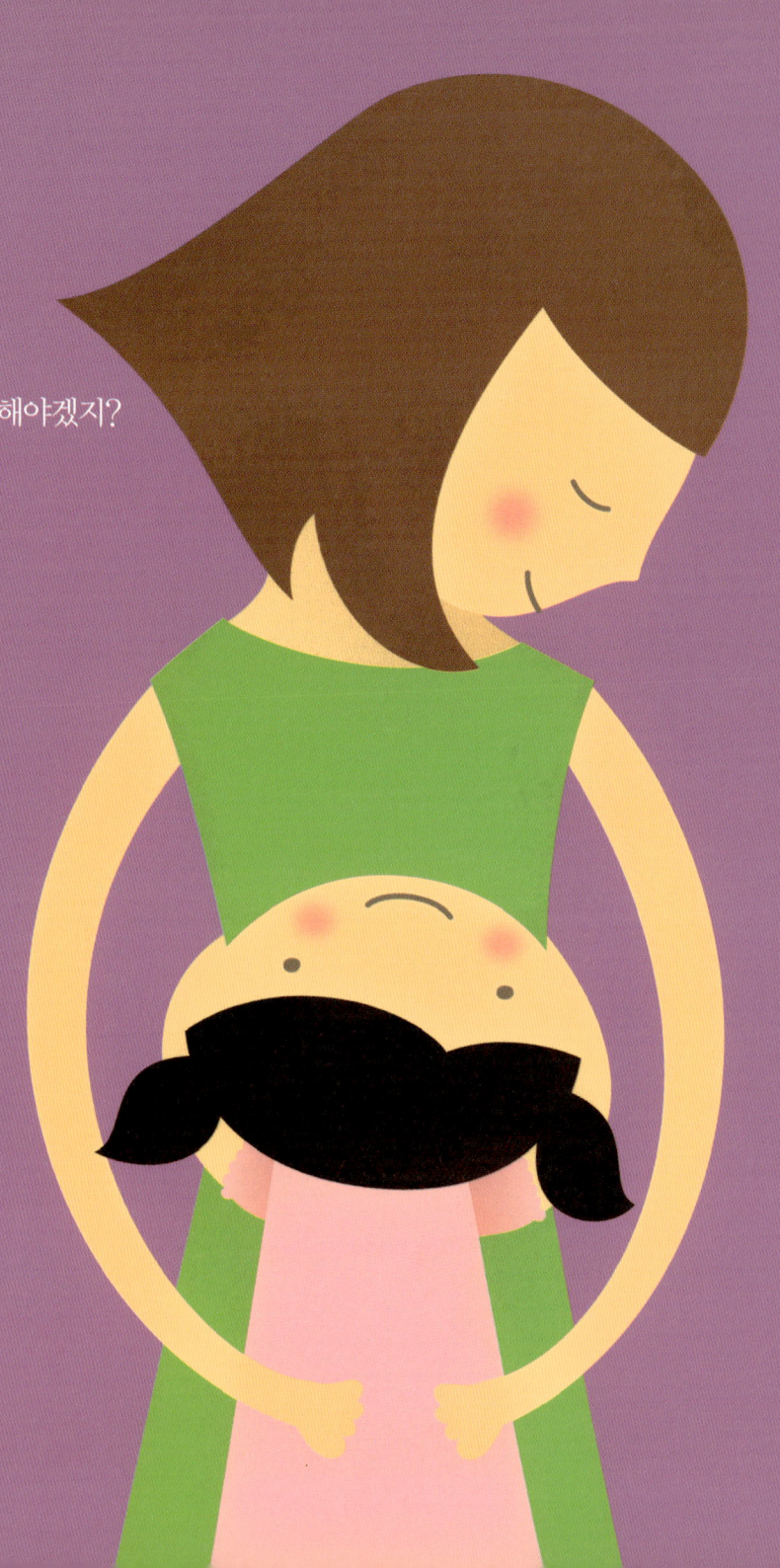

"그리고 **하이파이브**를 하거나 **손**을 잡고 싶으면 그래도 되는 거지요?!"

민수도 물었어요.

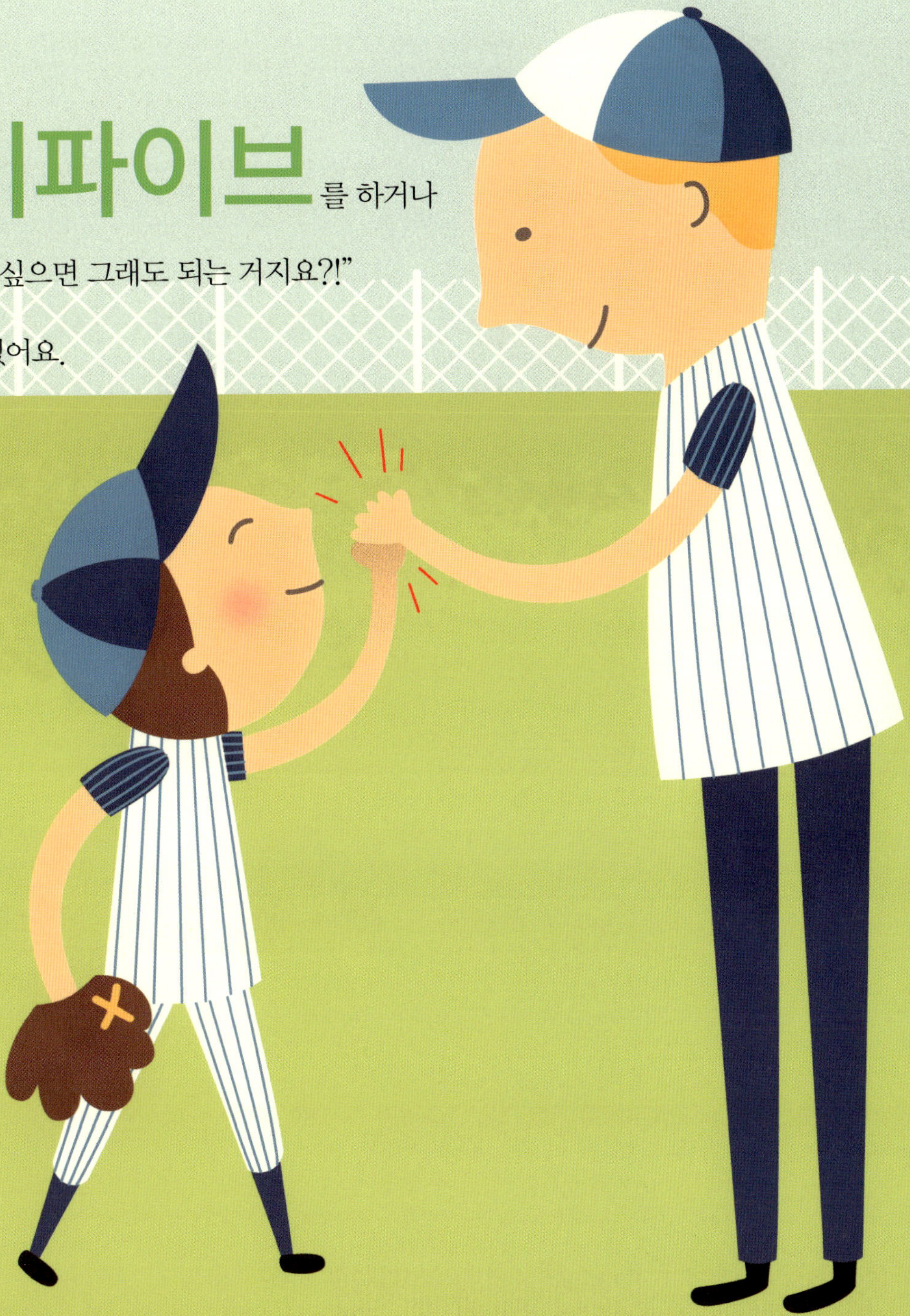

"맞아. 그렇지만 만약에
네가 **안고** 싶지 않거나 **뽀뽀**하고 싶지 않을 때,
하이파이브나 **손**을 잡고 싶지 않을 때는
이렇게 말하렴."

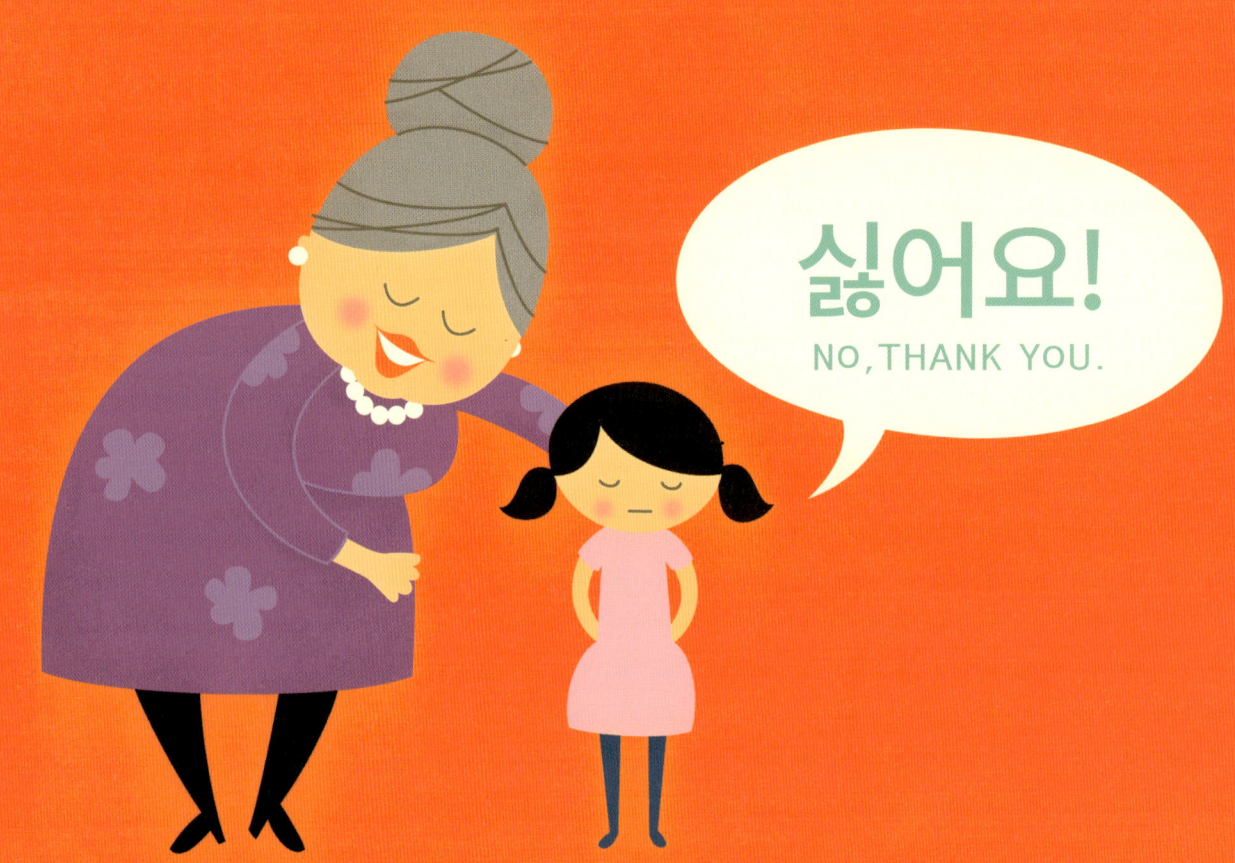

"네가 싫으면 언제든 **싫다고** 말해도 된단다.
왜냐하면 사랑하는 사람이라 해도
가끔 내 몸을 만지는 게 싫을 때가 있거든.

만약에 싫다고 했는데도 누군가가 너를 만지려고 한다면
곧장 다른 사람에게 도와달라고 해야 해."

"엄마나 아빠, 아니면 선생님이나 의사선생님께 말하면 되는 거죠?"

민수가 물었어요.

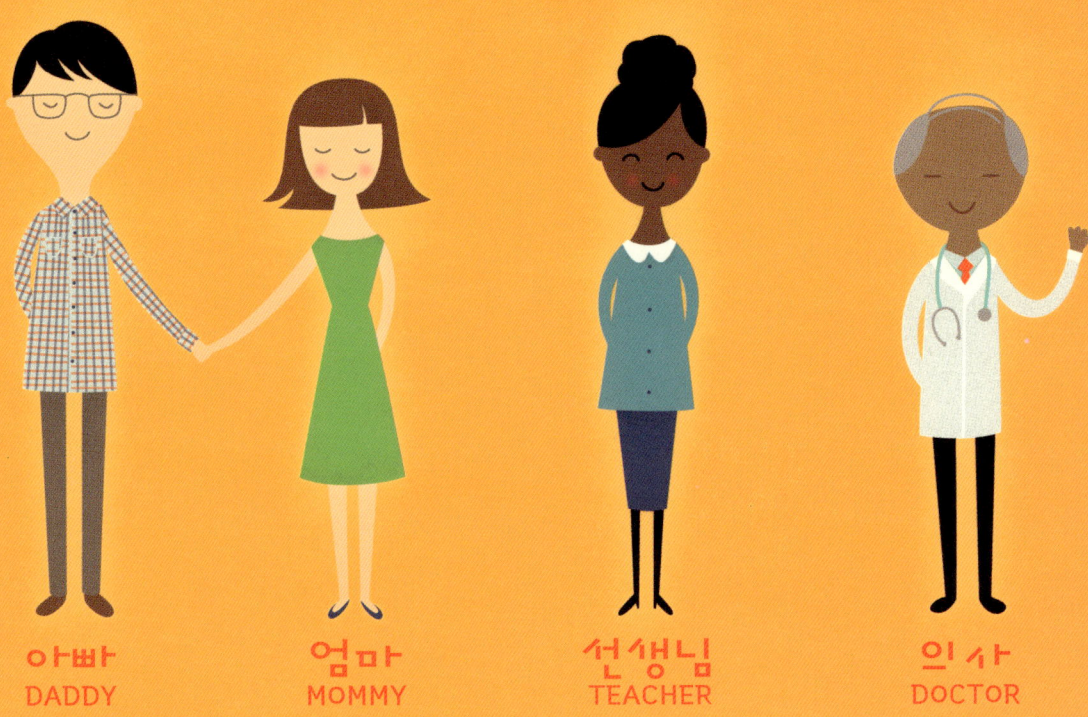

아빠
DADDY

엄마
MOMMY

선생님
TEACHER

의사
DOCTOR

"그래, 맞아!"

"그리고 우리 몸의 어떤 곳은
다른 사람들에게 보여주면 안 된단다."

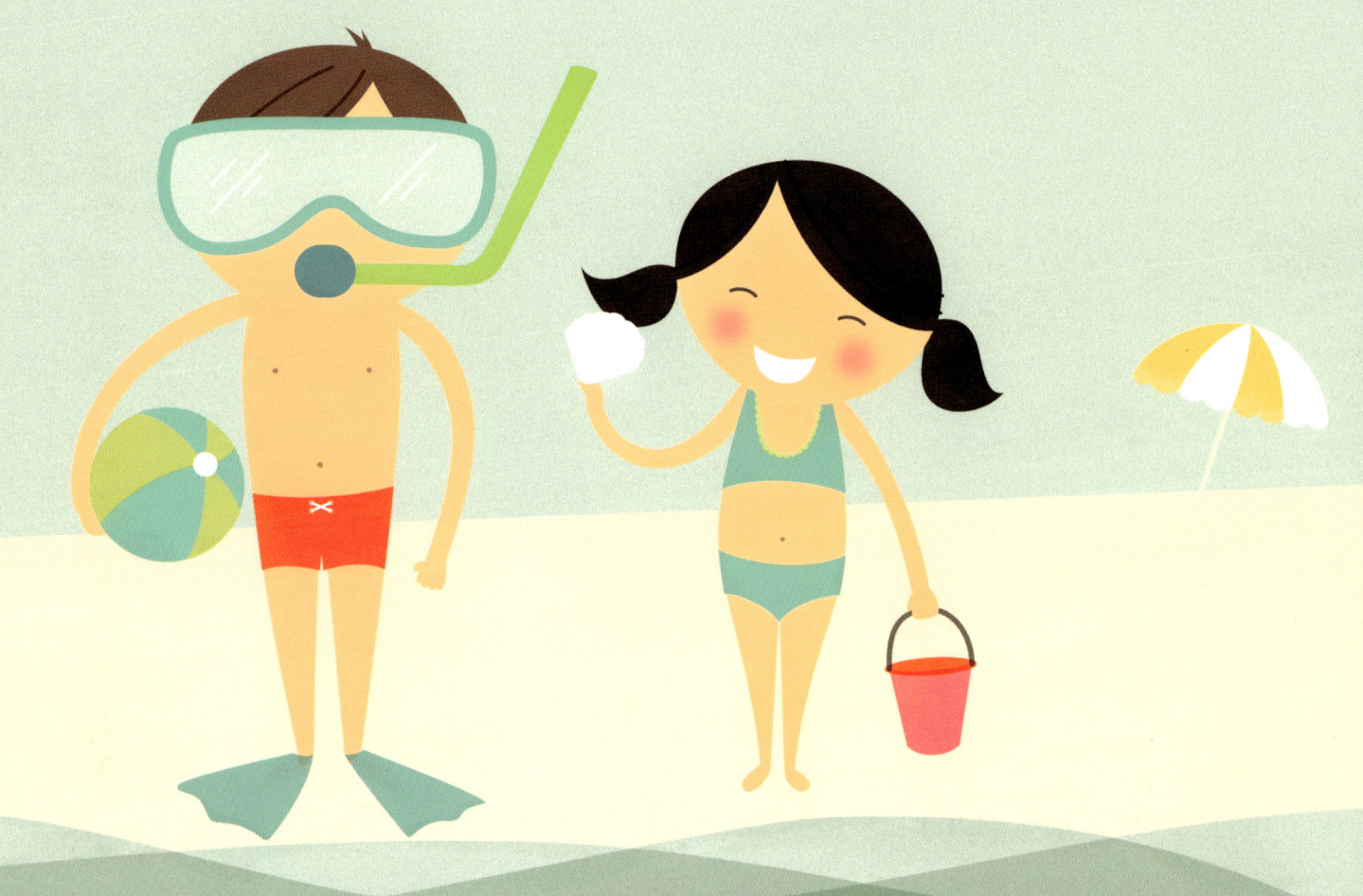

"그곳은 마치 **비밀의 방** 같은 거란다.
모든 사람에게는 비밀의 방이 있지.
비밀의 방은 너의 속옷이나 수영복 속에 가려진 곳을 말해.
음경, 음순, 엉덩이, 가슴과 같은 곳이지."

"네가 화장실을 가거나 목욕을 할 때
엄마, 아빠가 도와줄 때도 있고

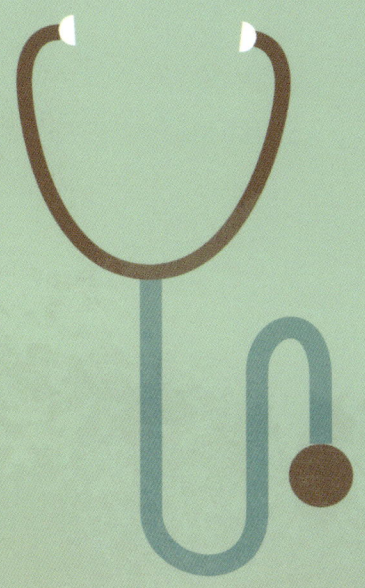

네가 건강한지 확인하려고 의사선생님이
네 몸을 검사할 때가 있어.
부모님이나 의사선생님이 너의 몸을 만지는 것은
매우 안전하단다.

만약에 누가 널 보거나 만지는 느낌이 이상하면
언제든지 우리한테 물어보렴.
혼날까 봐 비밀로 하면 안 된단다.

그리고 비밀의 방은
가지고 노는 장난감이 될 수 없어.

누가 상을 주거나, 간식을 주거나,
돈을 주거나, 선물을 준다고 해도
절대 비밀의 방을 보여주거나 만지게 하면 안 된단다."

 눈 EYES

 배 TUMMY

 심장 HEART

"네 몸은 우선 네가 잘 지켜야 한단다.

사람들과 껴안고 간지럽히고 뽀뽀하는 것이
좋을 때가 있지만,
어떨 때는 그게 그냥 싫을 때도 있어.
그럴 때는 '싫어요', '이제 그만 하세요',
'하지 마세요'라고 말해야 해.

아무리 네가 잘 아는 사람, 친한 사람이라도
너를 기분 나쁘게 만지거나 불편하게 하면 나한테 꼭 말하렴.

그리고 누가 널 만졌을 때,
무섭거나 화가 나거나 슬퍼진다면,
그 사람한테 '안 돼요' 하고 말한 다음
곧장 다른 사람에게 도와달라고 하렴."

아빠가 말했어요.

"제가 싫은 데도 누가
제 다리나 등이나 얼굴을 만지면요?"

민수가 물었어요.

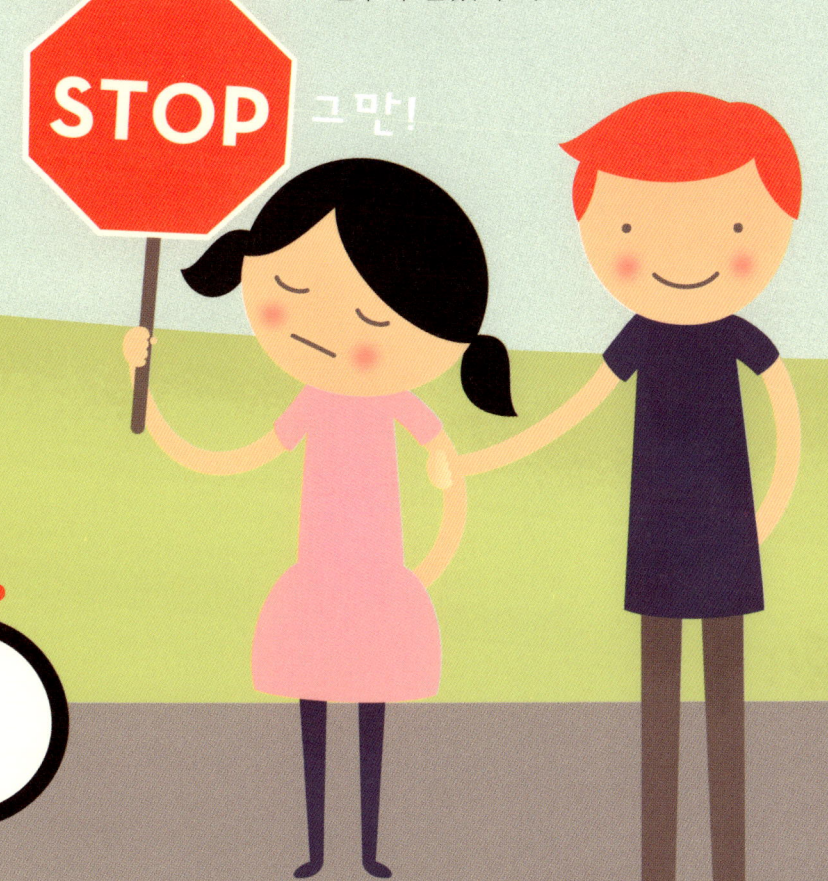

"그렇지. 바로 그때란다." 엄마가 말했어요.
"누가 네 몸을 만지는 것이 싫다면 바로 싫다고 하고
다른 사람에게 도와달라고 해야 해.
그리고 아빠나 엄마에게 말해줘야 한단다."

"그런데 만약에 엄마나 아빠, 선생님이 너무 바쁘면요?"

"누군가가 들을 때까지 계속 찾아야 해.
그게 정말 중요해."

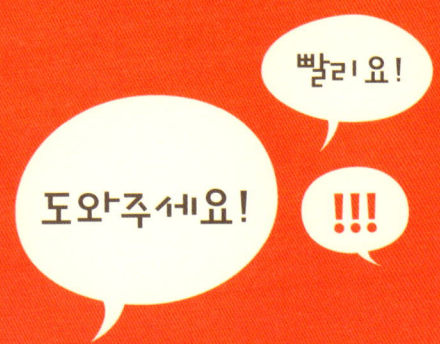

엄마가 말했어요.

"너는 정말 소중하기 때문에 안전해야 하고 보호받아야 한단다.
누가 너를 도와줄 수 있을지 함께 생각해볼까?"

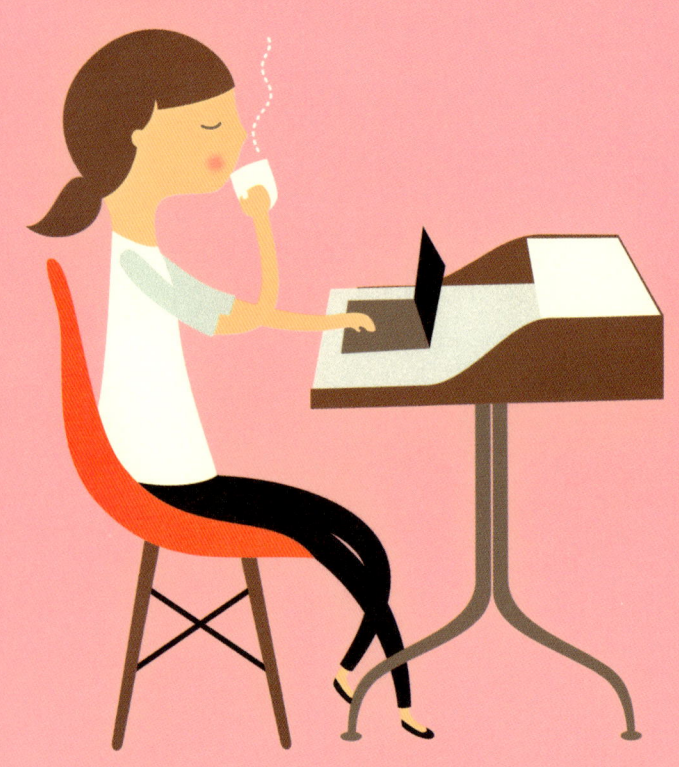
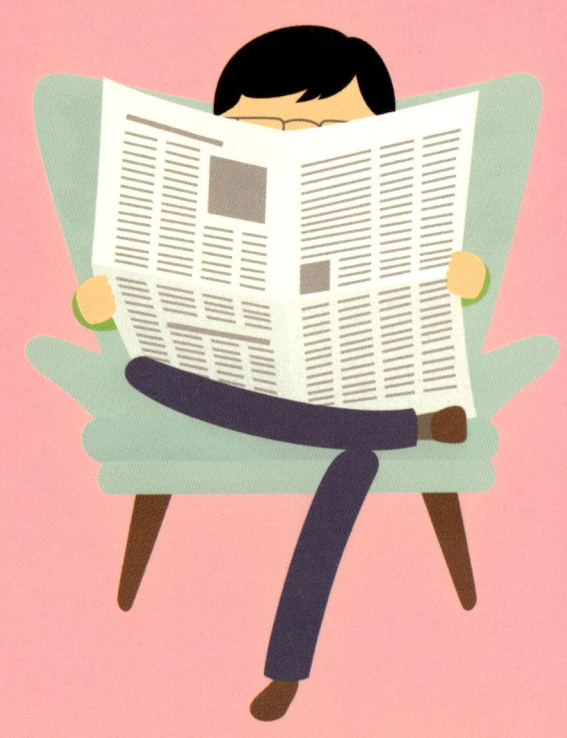

"우리 주위에
안심해도 되는 사람은 누굴까?

또 누가 너를
도와줄 수 있을까?"

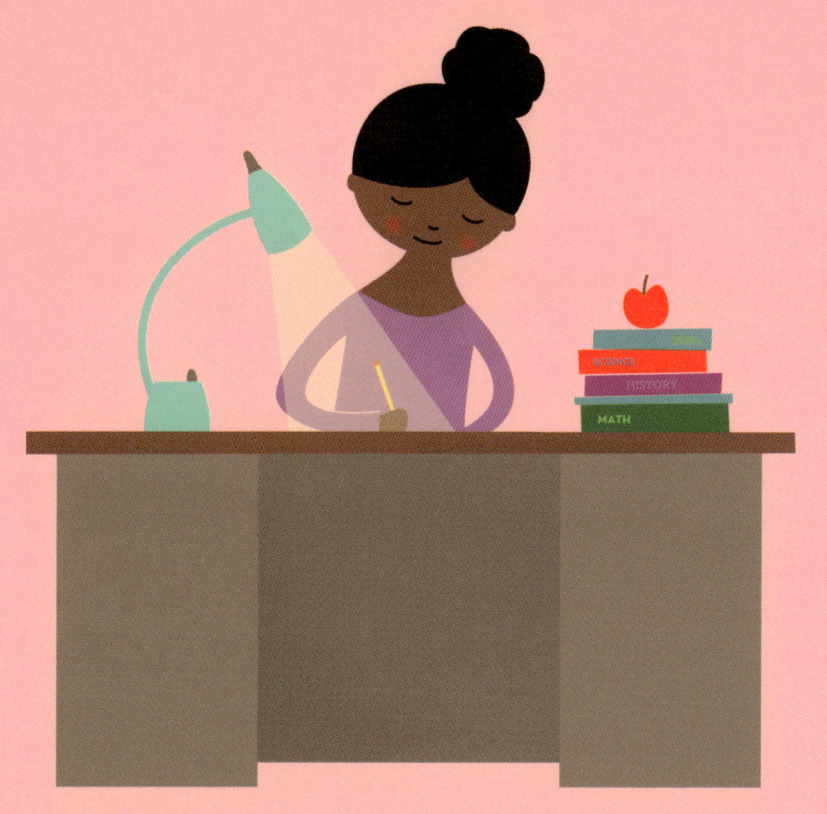

NOTE FOR PARENT:

주위에 안심해도 되는 사람이 누구인지 함께 생각하고 적어보세요.

"비밀이 뭐라고 생각하니?"

아빠가 물었어요.

"음... 다른 사람들에게 알리고 싶지 않은 것을 말하지 않는 거예요."

민수가 대답했어요.

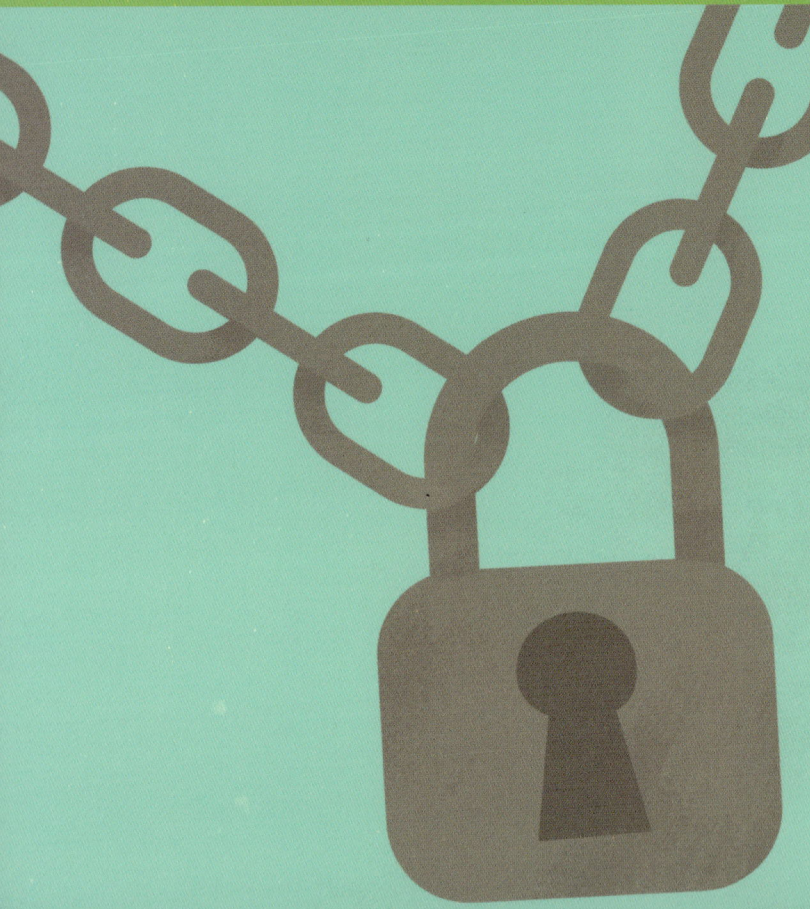

"그래, 맞아.

우리 가족은 서로에게 비밀이 없어.
왜냐하면 아무것도 숨길 필요가 없거든.
만약에 누군가가 엄마나 아빠에게는
비밀로 하라고 하면 우리한테 바로 말해줘야 해.

그 비밀을 우리에게 말한다고 해서
무슨 일이 생기지 않는단다.
걱정하지 말렴."

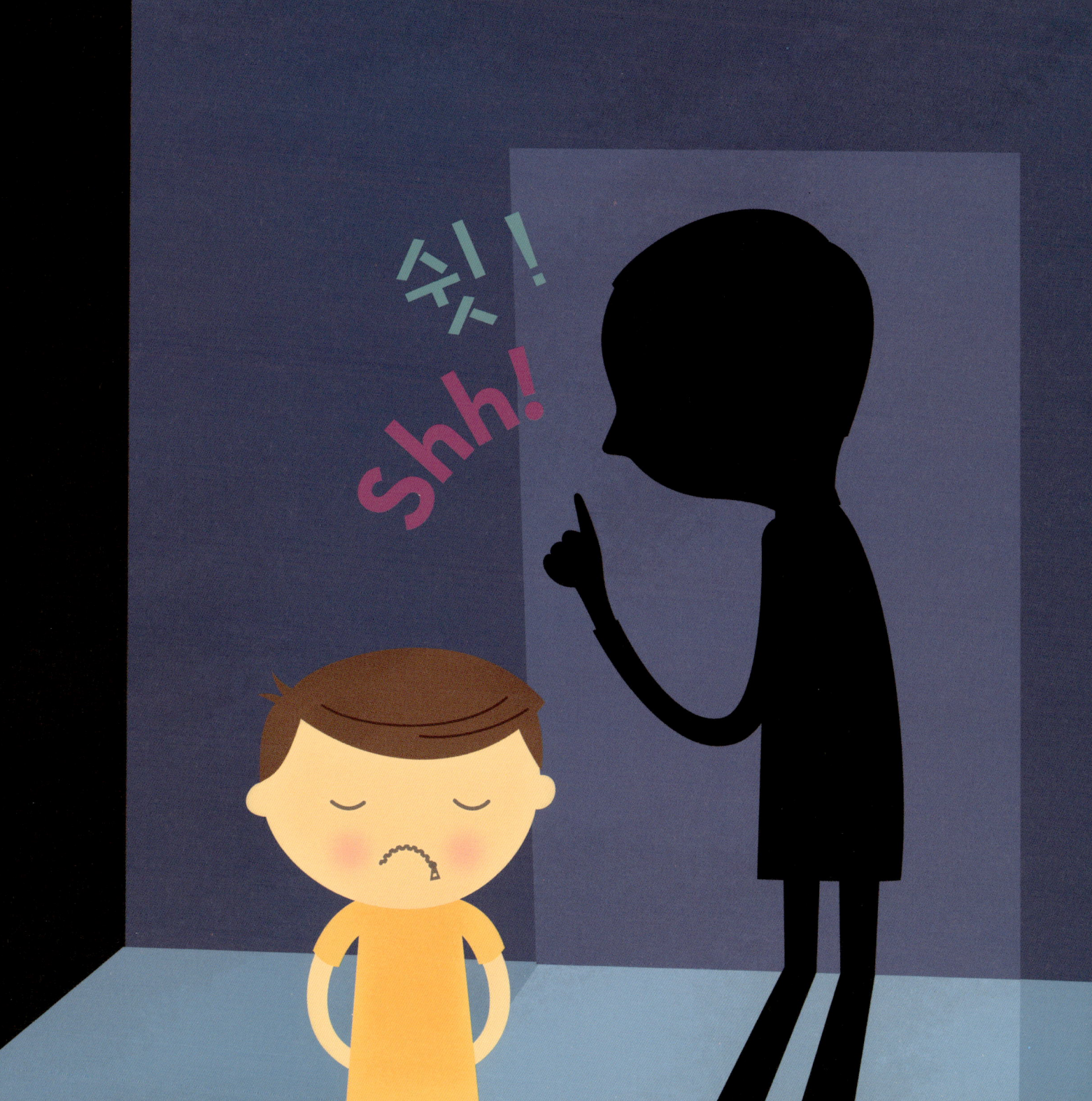

"서프라이즈가 뭘까?

엄마가 물었어요.

"아빠 생일에 아빠한테
깜짝 놀랄 선물을 드리는 거예요."

민지가 대답했어요.

"그래. 서프라이즈는 재미있게 해주려고,
그리고 사람들을 행복하게 해주기 위해 하는 거란다.
비밀과 서프라이즈는 다른 거야. 비밀은 절대 좋은 것이 아니란다.
그것은 사람의 마음을 어지럽히고 슬프게 한단다."

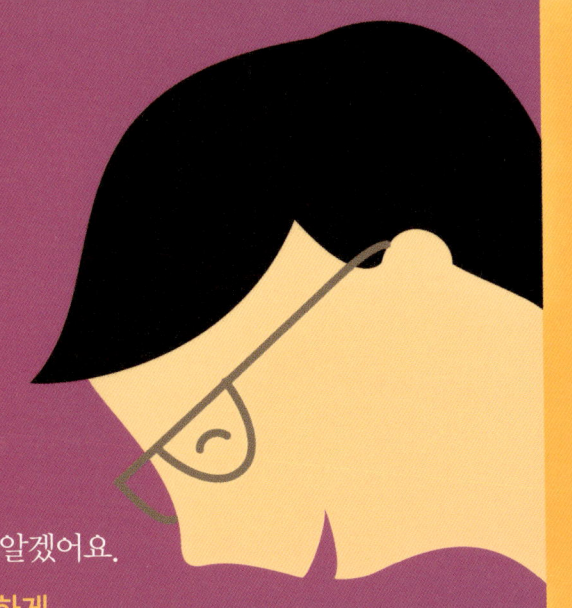

"엄마, 아빠! 잘 알겠어요.
늘 저희를 안전하게
보호해주셔서 감사해요!"

민지가 말했어요.

"하나님이 엄마와 아빠와 민수랑 저를
만들어주셔서 정말 행복해요."

아빠가 미소 지으며 말했어요.

"민지야, 민수야,
　　하나님이 너희를 만드시고
　　우리에게 선물로 주셔서 정말 기쁘단다.
　　하나님은 우리를 정말 사랑하시고
　　늘 우리가 안전하기를 원하셔.

　　그래서 소중한 몸을 보호하기 위해
　　우리 몸에 대해 이야기를 한 거란다."

"여호와는
나의 힘과 나의 방패 시니
내가 그를 신뢰하여
도움을 얻었다.
그래서 내가 크게 기뻐하며
그에게 찬송으로 감사하리라."

시편 28 : 7

9 당신의 자녀를 성적 학대로부터 지키기 위한 9가지 방법

1. 하나님이 몸을 만드셨다는 것을 설명해주세요.

"네 몸의 모든 부분이 소중하단다. 그리고 어떤 부분은 남들과 나누면 안 된단다." 이렇게 설명해주세요.

2. 은밀한 부위(본문에서 '비밀의 방'으로 칭함)의 명칭을 알려주세요.

처음에는 쉽지 않을 수 있지만 몸의 명칭을 정확하게 알려주세요. 아이들도 생식기 명칭을 제대로 알아야 해요. 그래야 아이들이 자신의 몸을 잘 이해할 수 있게 되고 몸에 대해 궁금한 것을 물어볼 수 있고 성적 학대를 예방하는 데 도움이 될 것입니다.

아이들의 몸이 소중하다는 것을 명확하게 인지하게 해주세요. "네 몸의 어떤 부분은 다른 사람이 만지면 안 된단다. 화장실에서 도움이 필요할 때, 옷을 갈아입을 때, 또는 의사선생님한테 진찰을 받을 때를 빼고 말이야" 등으로 아이들이 쉽게 이해할 수 있도록 설명해주세요. 어린 자녀를 목욕시킬 때나 수영복을 입힐 때 이런 이야기를 해줄 수 있어요. 수영복으로 가려진 곳은 "중요한" 곳이라고 알려주세요. 그런데 이 수영복 비유가 자칫 잘못된 지식을 줄 수도 있어요. 왜냐하면 수영복으로 가려진 곳 외의 몸은(입, 다리, 목, 팔 등) 부적절하게 만져도 된다고 오해할 수도 있거든요. 그렇지만 일단 어린 자녀들이 은밀한 부위부터 이해하기 시작하는 좋은 시작점이 될 것입니다.

3. 부모에게 언제든 말해도 된다고 안심시켜 주세요.

만일 누군가가 밀폐된 공간에서 아이의 몸을 만지거나 불편한 기분이 들게끔 몸을 만진다면(수영복으로 가려진 부분이 아니더라도), 부모에게 말하라고 알려주세요. 그 사람이 아이들에게 무슨 말을 했더라도요. 아이들이 그 사실을 부모에게 말해도 아무 문제도 없을 거라고 걱정하지 말라고 안심시켜 주세요. 오히려 그것을 부모에게 말해줘서 자랑스러워하며 아이들이 위험에 처하지 않게 부모가 적극적으로 도울 것이라고 말해주세요.

4. 신체 접촉에 대해 이야기해보세요.

적절한 신체 접촉과 부적절한 것에 대해 이야기를 나눠보세요. 자녀에게 이렇게 말해보세요: "보통 사람들을 안거나 간지럽히거나 사람들과 뽀뽀하는 것은 기분 좋은 일이란다. 하지만 가끔 그것을 하기 싫을 때가 있는데 그건 당연하단다. 만약 네가 불편한 마음이 들도록 너를 만지거나 네게 말을 거는 사람이 있다면(그 사람이 가족이든 친구든 그 누구든 간에) 우리한테 이야기하렴."

"그만", "싫어요", "하지 마세요"라고 말하는 방법을 가르쳐 주세요. 아이들이 안기기 싫거나 간지럼을 그만 타고 싶다고 표현할 때 바로 멈추는 행동을 통해 반복 훈련을 해보세요. 그래서 아이들이 자기 몸과 욕구를 통제하게 될 것입니다.

만약에 부모 외의 가족이 이런 경계선 훈련에 대해 이해를 하기 어려워한다면, 아이가 원치 않는 접촉에 스스로 싫다고 말할 수 있는 능력을 키우는 중이라고 설명해주세요. 그리고 아동학대로부터 예방하는 데 도움이 된다고 이야기해주세요. 예를 들어, 만일 아이가 할아버지의 뽀뽀를 원치 않을 때, 하이파이브를 하거나 악수를 하게끔 해주세요.

5. 자녀가 당신의 감정을 똑같이 느끼도록 강요하지 마세요.

가끔 우리는 아무 생각 없이 자녀에게 이런 요구를 할 때가 있습니다. "엄마는 정말 슬퍼. 엄마 좀 안아줄래?" 이런 요구에 순수한 목적이 있다고 하더라도, 엄마가 갖는 감정을 똑같이 갖고 도와줘야 할 것 같은 책임을 아이에게 주는 행동입니다. '엄마가 슬프니까… 엄마에게 힘을 줘야 해'라는 생각이 들게 합니다. 누군가가 아동을 학대하려고 할 때, 아이들에게 도움을 청하는 방법을 쓸 수 있습니다. 감정을 호소하며 도움을 청하는 행동을 아이들이 당신에게 평소에 자연스럽게 한다면, 아이들은 그것이 합당한 것이라고 생각할 수 있습니다.

6. '비밀'을 가지면 안 된다고 말해주세요.

비밀과 서프라이즈의 차이점을 설명해주세요. 서프라이즈는 무언가를 잠깐 숨겼다가 깜짝 놀라게 하며 보여주는 것을 통해 큰 기쁨을 주기 때문에 즐거운 것입니다. 그와 반대로 비밀은 격리와 차단입니다. 누군가와 개인적으로 비밀을 갖게 되면, 아이들은 학대를 받기 더 쉬워질 것입니다. 가해자들은 종종 희생자들에게 비밀을 지키라고 말합니다.

7. '의사 놀이'에 대한 규칙을 분명하게 알려주세요.

의사 놀이는 신체 일부를 다룰 수 있는 게임입니다. 만일 아이들이 의사 역할을 한다면, 사람이 아닌 인형을 환자로 삼아 게임을 하도록 인도해주세요. 이렇게 해야 아이들이 의사 장난감 도구를 그대로 사용할 수 있지요. 시간이 다소 걸리겠지만, 사람의 몸으로 의사 놀이를 하는 것은 아니라고 부드럽게 알려주세요. 만일 아이가 다른 아이들의 몸을 탐구하는 것을 보게 된다면, 조용히 상황에 대해 설명해주고 분명한 경계선을 알려주세요. "너랑 친구의 몸을 비교하는 중이구나. 자, 옷을 입을까? 옷을 벗는 것이 좋을 수도 있지만 게임을 할 때는 꼭 옷을 모두 입고 있어야 한단다. 이것을 꼭 기억하렴."

_ "아이들과 청소년에게 말하세요(http://www.stopitnow.org/talking_to_kids)"
의 '멈춰!' 팁에서 대화 발췌

8. 누구를 믿어야 할지 알려주세요.

누구를 믿어야 할지 아이와 이야기해 보세요. 그러고나서 어떤 사람이 아이에게 한 행동 때문에 무섭고 불편하고 혼란스러울 때, 그 믿을만한 사람들에게 말할 수 있다고 말해주세요.

9. 학대로 의심되는 것은 즉시 신고하세요.

위의 방법을 숙지하시고 아동 학대처럼 보이는 일이 있다면 언제든지 바로 신고하세요. 당신이 하지 않으면 아무도 안 할 수도 있다는 것을 잊지 마세요.

*

이 섹션은
"기다리지 마세요(http://www.stopitnow.org/dont_wait_everyday_prevention)"와
"아이들과 청소년에게 말하세요(http://www.stopitnow.org/talking_to_kids)"에 실린 팁을 요약한 것입니다.

추천의 글

이 책은 특별하면서 아름다운 책입니다. 위험천만한 이 세상에서 하나님이 창조하신 아이들이 자신을 보호할 수 있도록 도와줄 것입니다.
또한 아이들에게 겁을 주지 않고 자연스럽게 현실적인 지혜를 습득하게 합니다.
두 저자의 경험과 지혜가 녹아든 이 책은 부모님들에게 최고의 가이드가 될 것입니다.
네 자녀를 둔 아빠로서 강력하게 추천합니다.
_ 마이클 호튼 (웨스트민스터신학교 조직신학 교수)

우리 몸, 신체 접촉과 비밀에 대해 아이들과 이야기하는 것은 아이들을 안전하게 지킬 수 있는 첫 번째 단계가 될 것입니다.
이 책은 아이들이 자연스럽게 받아들일 수 있는 방법으로 대화를 시작하도록 부모님들을 도울 것이며,
많은 가정 가운데 신앙 전통을 세울 것입니다.
_ 빅터 비스 (국제 어린이 보호 훈련 센터 수석 국장 & 설립자)

이 책은 올바른 가치관 안에서 인체의 신비, 그리고 건강한 관계에 대해 자녀들과 이야기하고 싶은 부모님들에게 유용한 도구가 될 것입니다.
또한 아이들이 자기 몸을 안전하게 보호하고 자기가 하나님의 영광스러운 창조물이라는 것을 부드럽게 알려줍니다.
_ 에이미 줄리아 베커 (『수다: 가장 중요한 것이 무엇인지 자녀로부터 배우기』 저자)

현대 아이들은 다양한 성적 메시지를 통해 충격을 받고 있습니다.
부모님들은 자녀가 몸과 성에 대해 긍정적이고 명확한 지식을 세우도록 보호하고 인도하는 중요한 임무를 가지고 있습니다.
이 책은 어린이와 청소년 시기에 직면하게 될 성에 관련된 이슈에 맞서 건강한 틀을 세울 수 있도록 도울 것입니다.
_ 존 처번 (헬레닉대학 교수, 하버드 의대 임상실습 지도자; 하버드 대학교 선임연구원 『자녀와 성에 대해 대화하는 법 How to Talk with Your Kids about Sex』 저자)

이 책을 통해 어린아이들을 보호하시는 아름다운 하나님의 사랑을 느낄 수 있습니다.
아동학대 검찰관 경력자로서, 우리의 소중한 아이들이 좀 더 안전하게 살 수 있는 세상이 되는 데
이 책이 큰 공언을 할 것이라고 믿어 의심치 않습니다.
_ 보즈 차비진 (법학과 교수, 전 검찰관)

저스틴과 린지는 아동 학대를 보호하는 데 큰 도움을 주는 책을 썼습니다.
아이들이 자연스럽게 대화에 참여할 수 있도록 도와주며 하나님이 만드신 아이들이 얼마나 소중한지를 알려줍니다.
어린 자녀를 둔 부모님들에게 필독을 권합니다. 이 책을 통해 아이들이 스스로 몸을 보호하는 법을 교육하며 사랑으로 인도하시기를 바랍니다.
_ 다이앤 랭버그 (심리학 박사, 『고통과 하나님의 마음 Suffering and the Heart of God』 저자)

생생하고 담백한 내용을 담은 이 책은 아이들의 몸과 경계선,
그리고 안전한 사람들에 대한 이야기를 아이들과 자연스럽게 대화를 시작하도록 이끄는 최고의 책입니다.
이 책 덕분에 우리의 가정들과 교회들이 더 안전해지고 기쁨이 넘치는 곳이 될 것입니다.
_ 레이철 헬드 에번스 (블로거, 『신앙을 회복하라 Faith Unraveled and Searching for Sunday』 저자)

이 책은 아이들에게 그들의 몸이 아름답다는 것과 하나님의 형상을 닮았다는 것을 알려줍니다.
부적절하거나 원하지 않는 신체접촉으로부터 아이들이 스스로 보호하는 법을 간단하면서 명확하게 전합니다.
아이들에게 불편한 것에 대해 알려주는 것은 모든 부모와 조부모의 역할입니다.
내 소중한 세 명의 손자에게 이 책을 읽어줄 수 있어서 얼마나 기쁜지 모릅니다.
_ 댄 알렌더 (신학심리 시애틀대학원 상담심리 교수이자 설립자, 『담대한 사랑』, 『타고나는 부모는 없다』 저자)

제가 어렸을 때 저희 가족이 이 책을 가지고 있었다면 얼마나 좋았을까요? 그랬다면 성적 학대를 예방할 수 있었을 텐데 말이죠.
이 책은 모든 가족에게 필요하며 정말 중요한 책입니다.
_ 마리 디무스 (『성적 학대 아픔을 극복하기 Not Marked; Finding Hope and Healing After Sexual Abuse』 저자)

어린 딸을 키우면서 이 부분에 대해 어떻게 교육을 해야 할지 늘 고민합니다.
제가 어렸을 때는 우리 몸에 대해 수치심을 느끼게 하거나 몸에 대해 얘기하는 것을 금기시하는 책이 너무 많았습니다.
저스틴과 린지가 이런 좋은 책을 내줘서 정말 감사합니다.
_ 제퍼슨 베스키 (뉴욕 베스트 셀러 『종교는 싫지만 예수님은 사랑하는 이유』 저자)

아이들을 아동학대로부터 보호하길 원하는 모든 부모가 꼭 읽어야 할 책입니다.
_ 마이클 레이건 (레이건 재단 회장)

이 책은 부모들에게 훌륭한 선물이 될 것입니다!
아동 성학대라는 어려운 주제에 대해 부모들이 아이들과 자연스럽게 대화할 수 있도록 해주는 우수한 책입니다.
부모들이 자녀를 건강하고 용기 있게 양육할 수 있도록 돕는 유용한 도구가 될 것입니다.
_ 린지 스트릭랜드 (버지니아주 샤로츠빌 성폭력 자원기구 전 아동 옹호자)

아이들에게 몸에 대해 교육하는 것은 아동학대를 예방하는 가장 중요한 첫 단계입니다. 이 책은 정말 유용한 자료입니다.
이 작은 책에 형형색색의 그림, 그리고 이론적이며 현실적인 이야기가 알차게 담겨있습니다.
부모님, 선생님, 주일학교 선생님, 어린이 사역자 등 많은 사람이 아이들에게 꼭 읽어줘야 할 책입니다.
_ 디팩 리쥬 (캐피털힐교회 [워싱턴 D.C] 성경상담 & 가족사역 목사, 『교회에서 아동학대 예방하고 대응하는 법 On Guard: Preventing and Responding to Child
　 Abuse at Church』, 『목사와 상담 The Pastor and Counseling』 저자)

사명선언문

너희가 흠이 없고 순전하여……세상에서 그들 가운데 빛들로
나타내며 생명의 말씀을 밝혀 _ 빌 2:15-16

1. 생명을 담겠습니다
만드는 책에 주님 주신 생명을 담겠습니다.
그 책으로 복음을 선포하겠습니다.

2. 말씀을 밝히겠습니다
생명의 근본은 말씀입니다.
말씀을 밝혀 성도와 교회의 성장을 돕겠습니다.

3. 빛이 되겠습니다
시대와 영혼의 어두움을 밝혀 주님 앞으로 이끄는
빛이 되는 책을 만들겠습니다.

4. 순전히 행하겠습니다
책을 만들고 전하는 일과 경영하는 일에 부끄러움이 없는
정직함으로 행하겠습니다.

5. 끝까지 전파하겠습니다
모든 사람에게, 땅 끝까지, 주님 오시는 그날까지
복음을 전하는 사명을 다하겠습니다.

서점 안내

광화문점 서울시 종로구 새문안로 69 구세군회관 1층
02)737-2288(T) 02)737-4623(F)

강남점 서울시 서초구 신반포로 177 반포쇼핑타운 3동 2층
02)595-1211(T) 02)595-3549(F)

구로점 서울시 구로구 시흥대로 577 3층
02)858-8744(T) 02)838-0653(F)

노원점 서울시 노원구 동일로 1366 삼봉빌딩 지하 1층
02)938-7979(T) 02)3391-6169(F)

분당점 경기도 성남시 분당구 황새울로 315 대현빌딩 3층
031)707-5566(T) 031)707-4999(F)

신촌점 서울시 마포구 서강로 144 동인빌딩 8층
02)702-1411(T) 02)702-1131(F)

일산점 경기도 고양시 일산서구 중앙로 1391 레이크타운 지하 1층
031)916-8787(T) 031)916-8788(F)

의정부점 경기도 의정부시 청사로47번길 12 성산타워 3층
031)845-0600(T) 031) 852-6930(F)

인터넷서점 www.lifebook.co.kr